Die Paleo Diät - Eine leckere Zeitreise in die Steinzeit

Der Begriff **Paleo Diät** ist gerade in den letzten Jahren immer bekannter geworden. Dabei ist diese Form der Ernährung bereits seit 1975 bekannt. Vielen Menschen ist diese Ernährungsform auch als Steinzeit Diät bekannt. Dabei ist der Begriff Diät nicht komplett zutreffend, denn grundsätzlich ist Paleo nicht dazu gedacht, um an Gewicht zu verlieren, sondern vorrangig dafür gedacht die eigene Ernährung so umzustellen, dass alle schädlichen Lebensmittel vom Speiseplan verbannt werden. Ebenso ist die Paleo Diät nicht zeitlich begrenzt, sondern kann bei Gefallen ein Leben lang beibehalten werden, ohne dass es zu Mangelerscheinungen kommt oder auf vieles verzichtet werden muss.

Wichtig bei dieser Form der Ernährung ist, dass alleine Lebensmittel, die verwendet werden schon in der Steinzeit verfügbar gewesen sind. Dabei wird auf Dinge wie Milch und Milchprodukte verzichtet und ebenso werden keine Fertiglebensmittel oder Produkte genutzt, die es so in der Steinzeit nicht gegeben hat. Bei den Getränken ist Alkohol nicht gestattet. Dafür gibt es zum Beispiel was Kohlenhydrate, Fleisch oder ähnliches angeht keinerlei Einschränkungen. Ein sehr wichtiger Punkt in der Ernährung nach den Paleo Regeln ist zusätzlich, dass kein Getreide gestattet ist. Dies schließt also Dinge wie Brot oder Brötchen aus Weizen, Roggen oder anderen Getreiden aus. Es muss jedoch nicht befürchtet werden, dass damit überhaupt kein Brot auf den Speiseplan kommen kann, denn es gibt viele Möglichkeiten im Rahmen der **Paleo Diät** dennoch Brötchen und Brot zu essen, dieses muss nur mit anderen Zutaten zubereitet werden.

Die Ernährung nach den Regeln der Paleo Diät bringt gesundheitliche Vorteile

Da in der Paleo Diät kein Industriezucker verwendet wird, ist es nicht verwunderlich, dass Studien zu dieser Art der Ernährung belegen, dass die Blutzuckerwerte der Personen, die getestet wurden sich im Rahmen der Diät deutlich verbessert haben. Ebenso zeigt sich im Zusammenhang mit der Paleo Diät bei vielen Menschen eine Senkung des Risikos an Herz-Kreislauf-Erkrankungen zu leiden. Ebenso ist es für viele Menschen, die diese Form der Ernährung betreiben deutlich leichter das Wunschgewicht zu erreichen und dieses zu halten, da die Essensmengen nicht begrenzt werden, jedoch der Zucker und Salzkonsum, welcher oft für zusätzliche Pfunde sorgt auf einen gesunden Rahmen reduziert wird. Damit ist es leichter sein Gewicht zu halten, weswegen nicht nur Menschen, die sich gesünder ernähren möchten die Paleo Diät auswählen, sondern auch Menschen, die ihr Gewicht reduzieren möchten. Hinzu kommt, dass bei der Paleo Diät kein Hungergefühl aufkommt, denn Snacks sind immer erlaubt, nur dass diese im Rahmen der Regeln für die Ernährung deutlich gesünder ausfallen.

Wie kam die Paleo Diät zu Stande?

Der Gedanke hinter der Paleo Diät ist der, dass sich die DNA und damit die Bedürfnisse in der Aufnahme von Nahrung bei den Menschen seit der Steinzeit nicht verändert haben. Daher ist es ein logischer Rückschluss, dass die Nahrungsmittel, die damals vorhanden waren alles sind, was der Mensch auch heute noch benötigt, um sich wirklich gesund und korrekt zu ernähren. Gerade im Bezug auf Salz und Zucker, sowie Fast Food, zeigt sich sehr schnell, dass all diese Dinge mit negativen gesundheitlichen Folgen belastet sind, welche im Rahmen der Paleo Diät eliminiert werden können. Ebenso sorgt der hohe Anteil an Obst und Gemüse in dieser Ernährungsform dafür, dass die Versorgung mit allen wichtigen Nährstoffen erfolgt, was das Wohlbefinden der Menschen verstärkt. Zwar gibt es einige Forscher, die Kritik an der Paleo Diät üben und davon ausgehen, dass gerade was den Fleischanteil in dieser Diät angeht während der Steinzeit ein deutlich geringerer Wert realistisch war, jedoch sprechen die Fakten hier klar für sich. Denn alle bisher bekannten Studien zeigen, dass Menschen, die sich auf diese Weise ernähren deutlich gesünder leben.

Welche Lebensmittel sind bei der Paleo Diät nicht erlaubt

Im Rahmen der **Paleo Diät** gibt es einige Lebensmittel, die nicht auf den Speiseplan gehören. Dazu zählen zunächst einmal alle Lebensmittel, die Getreide enthalten, sowie Milch und Milchprodukte. Ebenso wird kein raffinierter Zucker genutzt oder fertige Produkte, die diesen Zucker enthalten. Zur Süßung wird im Rahmen der Paleo Diät hauptsächlich Honig genutzt. Auch bei der Verwendung von Fetten kann nicht jede Form verwendet werden, wobei es hier auch auf die Auslegung ankommt, nach man sich richtet. Grundsätzlich können jedoch Öle wie Kokosöl zum Kochen verwendet werden, bei Olivenöl muss ein kaltgepresstes natives Olivenöl gewählt werden. Fleisch darf grundsätzlich verwendet werden, hier sind auch Rind und Huhn erlaubt, oft wird jedoch vor allem Wild und Fisch empfohlen.

Ist die Paleo Diät für jeden geeignet?

Grundsätzlich ist die Paleo Diät für jeden geeignet, denn gerade die Inhaltsstoffe, die zu Unverträglichkeiten führen wie Lactose und Gluten sind in der Paleo Diät nicht erlaubt, sodass eine solche Unverträglichkeit auch zum Anlass genommen werden kann, eine Ernährung nach den Paleo Regeln zu probieren. Ebenso ist diese Ernährung empfehlenswert für alle, die auch ihren Zucker oder Salzkonsum achten müssen. Selbst wenn die gesamte Familie ihre Ernährung umstellen möchte, ist Paleo eine gute Möglichkeit, um dies in die Tat umzusetzen, denn von Kleinkind bis zum Senioren, diese Ernährungsart kennt keine Einschränkungen. Inzwischen gibt es sogar Menschen, die eine vegane Ernährung mit der Ernährung nach Paleo Regeln verbinden, sodass auch Menschen die keine Fleisch oder generell keine tierischen Produkte zu sich nehmen, dennoch die Paleo Diät nutzen können. Einzig das Kochen, lässt sich bei der Paleo Diät nicht vermeiden, denn gerade in Restaurants kann es oft schwierig werden Gerichte zu finden, die nach den Regeln der Paleo Diät zubereitet wurden. Wer befürchtet, dass die Ernährung einseitig ist oder die Rezepte schwierig sind, der sollte kann ganz beruhigt sein. Denn es bedarf keiner großen Kochkünste, um sich nach den Regeln der Paleo Diät zu ernähren und wer berufstätig ist, wird keine Probleme haben, sich ein leckeres Mittagessen zuzubereiten, welches einfach und schnell mit zur Arbeit genommen werden kann. Um dies zu unterstreichen, können im Anschluss viele einfache Rezepte für Frühstück, Mittagessen, Abendbrot, sowie Desserts und Snacks gefunden werden, die alle im Rahmen der Paleo Diät gegessen werden können.

10 einfache Rezepte für ein Frühstück in der Paleo Diät

In der Paleo Diät ist es wichtig, dass ausreichend Eiweiß aufgenommen wird, was sich auch in den Frühstücksrezepten zeigt, die es für diese Diät gibt. Dabei sind schnelle Rezepte genauso wie Rezepte für ein ausgiebiges Frühstück zu finden und wer Zeit hat, kann auch mehrere Rezepte kombinieren. Des Weiteren sollten gekochte Eier, frisches Obst und rohes Gemüse bei keinem Frühstück fehlen. Als Getränk sollte immer Wasser oder Tee gereicht werden, doch wem dies zu langweilig ist, der kann auch einen Smoothie oder Shake mixen und damit etwas Abwechlung in die Getränkewelt der Paleo Diät bringen.

1. Bananen Blaubeer Muffins

Zeit: 30 Minuten

Schwierigkeitsgrad: Leicht

Zutaten für 4 Personen:

2 Bananen
2 Eier
1 Vanilleschote
1 TL Backpulver
150 g gemahlene Mandeln
100 g Blaubeeren
50 ml Kokosöl
50 ml Wasser

2 Bananen
4 Eier
0,5 Tl gemahl. Vanille
0,5 Tl Weinsteinbackp.
100g gem. Mandeln
20g Kokosmehl
50g Kokosöl geschmolzen
2 Tl Zimt
100g Blaubeeren

1/3 Tasse Kokosmehl + 2 El
1/8 Tl Backpulver
3 Tl Honig
1/2 Tasse Kokosmilch
2 El Kokosöl geschmolzen
3 Eier
1/2 Tl Vanilleextrakt
1/4 Tasse Blaubeeren

Zubereitung:

1. Die Bananen schälen und mit der Mixstab pürieren.

2. Nun das Mark aus der Vanilleschoten lösen und die Blaubeeren waschen und trocknen.

3. Alle Zutaten außer die Blaubeeren in eine Schüssel geben und mit einem Handrührgerät verrühren.

4. Die Blaubeeren unterheben und den Teig auf Muffinformen verteilen.

5. Die Muffins in dem auf 185 Grad vorgeheizten Ofen für 15 bis 20 Minuten backen und vor dem Verzehr abkühlen lassen.

2. Orangenküchlein

Zeit: 30 Minuten
Schwierigkeitsgrad: Leicht

Zutaten für 4 Personen:

2 Orangen
200 g gemahlene Mandeln
50 g Mandelmehl
100 ml Mandelmilch
2 EL Honig
2 Eier

Zubereitung:

1. Zunächst von den unbehandelten Orangen etwas Anrieb der Schale zurückhalten und dann beide Orangen auspressen.

2. Den Abrieb und Saft mit den übrigen Zutatenvermischen.

3. Den Teig auf Muffinförmchen verteilen.

4. Im auf 185 Grad vorgeheizten Ofen für 20 Minuten backen. Kann warm oder kalt serviert werden.

3.Walnus Bananen Pancakes

Zeit: 15 Minuten
Schwierigkeitsgrad: Leicht

Zutaten für 4 Personen:

150 g Kokosmehl
50 g Walnüsse
4 Eier
2 Banane
1 Vanilleschote

Zubereitung:

1. Zuerst das Mark aus der Vanilleschote entfernen.

2. Die Bananen schälen und mit dem Mixstab pürieren.

3. Die Walnüsse hacken.

4. Alle Zutaten in eine Schüssel geben und zu einem Teig verrühren.

5. In einer Pfanne etwas Kokosöl erhitzen und die Pancakes darin in der gewünschten Größe von beiden Seiten goldbraun braten.

4. Rührei und Speck

Zeit: 15 Minuten
Schwierigkeitsgrad: Leicht

Zutaten für 4 Personen:

4 Eier

250 g Speck
1 Bund Petersilie
1 Prise Meersalz
1 Prise frisch gemahlener Pfeffer
Olivenöl

Zubereitung:

1. Eier und Petersilie in einen Mixer füllen und dort miteinander vermengen. Mit Meersalz und Pfeffer würzen.

2. Eine Pfanne mit Öl auf dem Herd erhitzen und den Speck von beiden Seiten scharf anbraten.

3. Das überschüssige Fett aus der Pfanne gießen und die Eimasse hineingeben. Rühren bis das Rührei goldbraun ist.

4. Auf vier Teller verteilen und warm servieren.

5. Eier Muffins mit Pilzen und Gemüse

Zeit: 30 Minuten
Schwierigkeitsgrad: Leicht

Zutaten für 4 Personen:

8 Eier
100 g braune Champignons
1 grüne Paprika

1 rote Zwiebel
Meersalz
frisch gemahlener Pfeffer

Zubereitung:

1. Die Zwiebel und Paprika in feine Würfel schneiden.

2. Die Champignons putzen und anschließend in dünne Scheiben schneiden, diese noch einmal halbieren.

3. Die Eier verquirlen und mit Salz und Pfeffer würzen.

3. Eier, Gemüse und Pilze vermischen.

4. Die Masse in Muffinformen verteilen und für 20 Minuten in dem auf 190 Grad vorgeheizten Ofen backen.

6. Müsli mit Nüssen und Beeren

Zeit: 20 Minuten
Schwierigkeitsgrad: Leicht

Zutaten für 4 Personen:

400 ml Mandelmilch
100 g Himbeeren
100 g Blaubeeren
100 g Brombeeren

100 g Cashews
50 g Walnüsse
50 g gehackte Mandeln
1 Vanilleschote
4 EL Honig

Zubereitung:

1. Die Beeren gründlich waschen und trocknen.

2. Die Cashews und Walnüsse mit einem Messer fein hacken. Zusammen mit den Mandeln und Früchten in Müslischalen verteilen.

3. Die Vanilleschote halbieren und das Mark entfernen. Zusammen mit dem Honig und der Mandelmilch in einem kleinen Topf kurz aufkochen.

4. Nach Wünsch warten bis die Milch abgekühlt ist oder noch warm über dem Müsli verteilen und servieren.

7. Exotischer Obstsalat

Zeit: 20 Minuten
Schwierigkeitsgrad: Leicht

Zutaten für 4 Personen:

1 kleine Ananas
1 Orange
1 Honigmelone
1 Papaya
1 Granatapfel
1 Limette
2 TL Honig

Zubereitung:

1. Das Fruchtfleisch der Melone, Ananas und Papaya in mundgerechte Stücke schneiden.

2. Den Granatapfel halbieren und die Kerne mit Fruchtfleisch herauslösen.

3. Die Orange schälen und die mit einem Messer die Filets auslösen. Im Anschluss kann das gesamte Obst in einer Schüssel vermischt werden.

4. Für das Dressing wird zuerst die Limette ausgepresst und der Saft dann mit dem Honig vermischt.

5. Das Dressing auf den Obstsalat geben und alles verrühren. Kann auch als Snack im Kühlschrank gelagert werden.

8. Erdbeerwaffeln

Zeit: 20 Minuten
Schwierigkeitsgrad: Leicht

Zutaten für 4 Personen:

125 g Kokosmehl
100 g Erdbeeren
1 TL Backpulver
2 Eier
1 Vanilleschote
1 Prise Salz
Kokosöl

Zubereitung:

1. Die Erdbeeren waschen und in sehr dünne Scheiben schneiden.

2. Die Vanilleschote halbieren und das Mark entfernen.

3. Im Anschluss die Erdbeeren, das Kokosmehl, die Eier, das Backpulver und das Vanillemark in einer Schüssel zu einem Teig vermengen und eine Prise Meeres- oder Himalayasalz hinzugeben.

4. Das Waffeleisen vorheizen und mit etwas Kokosöl bestreichen. Dann die Waffeln ausbacken und warm servieren.

9. Eierauflauf mit Gemüse

Zeit: 30 Minuten
Schwierigkeitsgrad: Leicht

Zutaten für 4 Personen:

8 Eier
100 g Brokkoli
1 rote Paprika
Meersalz
frisch gemahlener Pfeffer

Zubereitung:

1. Brokkoli und Paprika waschen und mundgerecht zerkleinern.

2. Die Eier in einer Schüssel mit dem Schneebesen verquirlen. Mit Meersalz und Pfeffer würzen.

3. Denn Brokkoli und die Paprikawürfel in eine Auflaufform geben und die Eiermasse darüber gießen.

4. Für 25 Minuten im auf 175° vorgeheizten Ofen backen lassen.In vier Portionen aufteilen und warm servieren.

10. Bananenshake

Zeit: 5 Minuten
Schwierigkeitsgrad: Leicht

Zutaten für 4 Personen:

800 ml Kokosmilch
4 Bananen
50 g Chiasamen

Zubereitung:

1. Zuerst werden die Bananen aus der Schale befreit und grob zerkleinert.

2. Kokosmilch und Bananen in einen Mixer geben und etwa 30 bis 60 Sekunden mixen.

3. Auf vier Gläser verteilen und die Chiasamen mit einem Löffeln darauf verteilen oder einrühren. Anschließend kann der Shake sofort getrunken oder noch für wenige Minuten kaltgestellt werden.

Wer diese Rezepte nutzt, hat nicht nur immer ein leckeres Frühstück, sondern ebenso die Möglichkeit bei allen Rezepten selbst kreativ zu werden, denn alle Obst und Gemüsesorten können nach den eigenen Vorlieben geändert werden und ebenso lohnt es sich bei den Nüssen immer wieder zu variieren, sodass jedes Rezept viele Möglichkeiten bietet.

10 Rezepte für Paleo Mittagsessen, die auch unterwegs schmecken

Gerade in der Mittagszeit sind die meisten Menschen auf der Arbeit, in der Schule oder Uni, sodass es nicht immer leicht ist, sich hier gesund zu ernähren. Die folgenden Rezepte für ein gesundes Paleo Mittagessen zeigen jedoch, dass nicht nur zu Hause gesund gegessen werden kann, denn viele dieser Speisen können ganz einfach mitgenommen werden.

1. Feldsalat mit Orangenfilets und Pinienkernen

Zeit: 15 Minuten
Schwierigkeitsgrad: Einfach

Zutaten für 4 Personen:

500 g Feldsalat
2 Orangen
75 g Pinienkerne
1 Limette
2 TL Honig
2 TL Senf

Zubereitung:

1. Den Feldsalat waschen und in der Salatschleuder trocknen

2. Die Orangen schälen und in feine Filets schneiden

3. Die Pinienkerne in einer heißen Pfanne ohne Fett anrösten.

4. Für das Dressing den Saft der Limette mit Honig und Senf vermischen. Bei Bedarf mit etwas Meersalz und Pfeffer abschmecken.

2. Tomatensuppe mit Räucherlachs

Zeit: 40 Minuten
Schwierigkeitsgrad: Leicht

Zutaten für 4 Personen:

1 Dosen Tomaten
175 g Räucherlachs
400 ml selbstgemachte Gemüsebrühe
1 rote Zwiebel
2 Knoblauchzehen
Tomatenmark
Olivenöl
Meersalz
frisch gemahlener Pfeffer

Zubereitung:

1. Die Zwiebel schälen und in feine Würfel schneiden.

2. Die Knoblauchzehen schälen und mit einer Knoblauchpresse zerkleinern.

3. Einen Topf mit etwas Olivenöl erhitzen. Den Knoblauch darin anschwitzen bis dieser etwas Farbe annimmt und die Zwiebel hinzugeben. Etwa 2 EL Tomatenmark hinzufügen und kurz mitanbraten.

4. Mit den Tomaten und der Gemüsebrühe ablöschen. Kurz aufkochen lassen. Im Anschluss kurz vom Herd nehmen und mit einem Pürierstab zerkleinern.

5. Für etwa 10 Minuten köcheln lassen und mit Salz und Pfeffer abschmecken.

6. Auf Tellern verteilen und mit dem Räucherlachs garnieren.

3. Blumenkohl Kohlrabi Suppe

Zeit: 55 Minuten
Schwierigkeitsgrad: Leicht

Zutaten für 4 Personen:

1 kleiner Blumenkohl
2 Kohlrabi
1 Zwiebel
1 Bund frische Petersilie
600 ml selbstgemachte Gemüsebrühe
200 ml Sahne aus Mandelmilch
Öl
Himalayasalz
frisch gemahlener Pfeffer

Zubereitung:

1. Den Blumenkohl in Röschen zerteilen.

2. Die Kohlrabi schälen und ebenfalls würfeln.

3. Die Zwiebel schälen und in feine Würfel schneiden.

4. Einen Topf mit etwas Öl auf dem Herd erhitzen. Darin zuerst die

zerkleinerte Zwiebel andünsten. Das übrige Gemüse hinzufügen und ebenfalls kurz mitanbraten.

5. Mit der selbstgemachten Gemüsebrühe ablöschen und bei mittlerer Hitze für 20 Minuten köcheln lassen.

6. Den Topf vom Herd nehmen und die Suppe pürieren. Im Anschluss die Sahne einrühren und mit Salz und frisch gemahlenem Pfeffer würzen.

7. Die Petersilie hacken und in die Suppe einrühren. Danach die Suppe auf vier tiefe Teller verteilen und warm servieren.

4. Fenchelsalat mit Nektarinen

2. Fenchelsalat mit Aprikosen

Zeit: 20 Minuten
Schwierigkeitsgrad: Leicht

Zutaten für 4 Personen:

2 Fenchelknollen
200 g Nektarinen
75g Cashews
Walnussöl
Zitronensaft
Meersalz
frisch gemahlener Pfeffer

Zubereitung:

1. Die Enden der Fenchelknollen abschneiden und die übrigen Knollen mit einem Gemüsehobel sehr fein zerkleinern.

2. Die Nektarinen halbieren und die Kerne entfernen. Die Hälften dann in dünne Streifen schneiden. Zusammen mit den

Cashews mit dem Fenchel vermengen.

3. Für das Dressing zu gleichen Teilen Walnussöl und Zitronensaft mischen. Nach belieben mit Meersalz und frisch gemahlenem Pfeffer vermengen.

4. Das Dressing über dem Salat verteilen und gut umrühren.

5. Chicoreesalat mit Zucchini

Zeit: 30 Minuten
Schwierigkeitsgrad: Leicht

Zutaten für 4 Personen:

3 Chicorees
2 Zucchini
100 g Rettich
Apfelessig
Olivenöl
Meersalz
frisch gemahlener Pfeffer

Zubereitung:

1. Die Zucchini in dünne Scheiben schneiden und in einer Pfanne mit etwas Öl anbraten.

2. In der Zwischenzeit den Chicoree waschen und danach in dünne Streifen schneiden.

3. Den Rettich würfeln.

4. Rettich, Salat und die warmen Zucchinischeiben in einer Schüssel vermengen.

5. Für das Dressing zu gleichen Teilen Apfelessig und Olivenöl vermengen. Nach belieben mit Salz und frisch gemahlenen Pfeffer würzen.

6. Das Dressing über dem Salat verteilen, umrühren und zeitnah servieren.

6. Avocadosalat mit Erdbeeren

Zeit: 15 Minuten
Schwierigkeitsgrad: Leicht

Zutaten für 4 Personen:

200 g Erdbeeren
2 reife Avocados
2 Zucchini
1 Limette
Olivenöl
Meersalz
frisch gemahlener Pfeffer

Zubereitung:

1. Die Avocados halbieren, den Kern entfernen und mit einem Löffel das Fruchtfleisch entfernen.

2. Die Zucchinis und das Fruchtfleisch der Avocados fein würfeln und kurz in einer heißen Pfanne anbraten.

3. Die Erdbeeren waschen und in dünne Scheiben schneiden.

4. Für das Dressing Limettenabrieb mit dem Saft er Limette und etwas Öl mischen.

6. Die Erdbeeren in Kreisform auf dem Teller auslegen, den Salat in die Mitte füllen und beides mit ein wenig Dressing beträufeln.

7. Curry

Zeit: 40 Minuten
Schwierigkeitsgrad: Leicht

Zutaten für 4 Personen:

400 g Hähnchenbrust
400 g Brokkoli
200 g Ananas
2 rote Paprika
1 rote Zwiebeln
400 ml Kokosmilch
Kokosöl
Currypaste
Himalayasalz
frisch gemahlener Pfeffer

Zubereitung:

1. Das Hähnchenfleisch waschen und in dünne Streifen schneiden

2. Im Anschluss das Obst und Gemüse vorbereiten und dafür zuerst den Brokkoli in Röschen schneiden. Danach die Ananas schälen und würfeln. Die Kerngehäuse und weißen Innenhäute aus der Paprika entfernen und danach in

mundgerechte Stücke zerteilen. Zum Abschluss die Zwiebel in feine Würfel schneiden.

3. Einer Pfanne etwas Kokosöl auf dem Herd erhitzen. Darin zuerst die Zwiebel andünsten. Das Fleisch hinzugeben und so lange erhitzen bis dieses etwas Farbe annimmt. Nun das vorbereitete Gemüse und die Ananas hinzufügen und ebenfalls für ca. 3 Minuten mitgaren.

4. Mit der Kokosmilch ablöschen und für 10 Minuten garen. Mit der Currypaste sowie Salz und Pfeffer abschmecken.

5. Auf vier Schüsseln verteilen und warm servieren.

8. Spinatsalat mit Aprikosen

Zeit: 20 Minuten
Schwierigkeitsgrad: Leicht

Zutaten für 4 Personen:

300 g Blattspinat
200 g Aprikosen
1 rote Paprika
1 gelbe Paprika
1 Limette
Senf
Olivenöl
Meersalz
frisch gemahlener Pfeffer

Zubereitung:

1. Den Blattspinat waschen und mit einer Salatschleuder trockenen.

2. Die Aprikosen waschen, trocknen, halbieren und den Stein

entfernen.

3. Die Kerngehäuse und weißen Innenhäute aus den Paprikas entfernen. Die übrige Paprika in dünne Streifen schneiden. Alle Zutaten in einer Schüssel geben.

4. Für das Dressing die Limette halbieren und auspressen. Den Limettensaft mit einem EL Senf sowie etwa Öl vermengen. Nach belieben mit Salz und frisch gemahlenem Pfeffer abschmecken.

5. Entweder direkt servieren oder im Kühlschrank lagern.

9. Auberginen Muffins mit Krabben

Zeit: 45 Minuten
Schwierigkeitsgrad: Leicht

Zutaten für 4 Personen:

6 Eier
1 Aubergine
1 Zwiebel
200 g Krabben
1 EL frisch gehackter Kerbel
1 EL frische Kresse
Meersalz
frisch gemahlener Pfeffer

Zubereitung:

1. Die Aubergine halbieren und in feine Würfel schneiden.

2. Die Zwiebel schälen, halbieren und fein würfeln.

3. Die Kresse sowie den Kerbel hacken.

4. Die Eier verquirlen. Die Eimasse mit den übrigen Zutaten vermengen. Mit Salz und Pfeffer würzen.

5. Die Masse auf Muffinformen verteilen und für 20 bis 25 Minuten in dem auf 175° vorgeheizten Ofen erhitzen.

6. Die Muffins können warm oder kalt verzehrt werden.

10. Lammsteak mit Pilzen

Zeit: 25 Minuten
Schwierigkeitsgrad: Leicht

Zutaten für 4 Personen:

4 Lammsteaks
400 g braune Champignons
1 Bund frische Petersilie
2 kleine rote Zwiebeln
Olivenöl
Meersalz
frisch gemahlener Pfeffer

Zubereitung:

1. Die Lammsteaks von beiden Seiten mit Salz und frisch gemahlenem Pfeffer würzen.

2. Anschließend die Lammsteaks in einer Pfanne mit etwas Öl von beiden Seiten bis zum gewünschten Garpunkt anbraten.

3. In der Zwischenzeit die Champignons putzen und halbieren. Die Zwiebeln würfeln und die Petersilie hacken.

4. In der Pfanne anbraten bis die Zwiebeln glassig und die Pilze noch leicht bissfest sind, anschließend die Petersilie kurz mit erwärmen.

5. Auf vier Tellern je ein Lammsteak und die Champignons verteilen und warm servieren.

Diese Rezepte zeigen, dass die Paleo Diät auch ohne weiteres in einen stressigen Alltag eingebaut werden kann. Denn viele Rezepte können einfach am Vorabend zubereitet und am Morgen mitgenommen werden, sodass auch unterwegs keine Abstriche bei der Ernährung nach den Paleo Regeln gemacht werden müssen.

10 Rezept für ein Paleo Abendessen das auch Gäste überzeugen wird

Gerade für Familien ist das Abendessen oft die einzige Mahlzeit des Tages, die alle zusammen einnehmen können. Ebenso ist das Abendessen eine Mahlzeit, die oft mit Gästen eingenommen wird. Während es bei vielen Diäten oder Ernährungsweisen schwierig ist, leckere Rezepte zu finden, die die ganze Familie mag und von der auch Gäste begeistert sein werden, ist dies bei der Paleo Ernährung ganz einfach, wie auch die folgenden 10 Rezepte zeigen.

1. Hackauflauf mit Gemüse

Zeit: 50 Minuten
Schwierigkeitsgrad: Leicht

Zutaten für 4 Personen:

500 g gemischtes Hackfleisch
2 Kohlrabi
500 g Möhren
1 rote Zwiebel
400 ml selbstgekochte Fleischbrühe
1 Prise Muskat
Olivenöl
Himalayasalz
Frisch gemahlener Pfeffer

Zubereitung

1. Die Möhren und Kohlrabi schälen, in Scheiben schneiden und anschließend für 3 Minuten in kochendem Wasser vorkochen.

2. Die Zwiebel schälen und fein würfeln.

3. Etwas Öl in eine Pfanne geben und erhitzen. Die Zwiebelwürfel hineingeben und anbraten.

4. Nun das Hackfleisch hinzufügen und anbraten.

5. Gemüse und Hack in eine Auflaufform geben und mit der selbstgemachten Fleischbrühe mischen. Nach belieben mit Muskat, Himalayasalz und frisch gemahlenem Pfeffer abschmecken.

6. Im auf 175 Grad vorgeheizten Backofen für 20 Minuten

garen. Anschließend in 4 Portionen aufteilen und servieren.

2. Steak mit Ofengemüse

Zeit: 50 Minuten
Schwierigkeitsgrad: Leicht

Zutaten für 4 Personen:

4 Steaks
250 g Champignons
250 g Brokkoli
2 Möhren
1 rote Paprika
1 Zwiebel
1 Knoblauchzehe
350 ml selbstgemachte Gemüsebrühe
Thymian
Majoran
Olivenöl
Meersalz
Frisch gemahlener Pfeffer

Zubereitung:

1. Zuerst das Gemüse waschen und die Pilze putzen. Anschließend die Paprika in dünne Streifen schneiden, die Möhren und Pilze in Scheiben schneiden und den Brokkoli in kleine Röschen teilen. Anschließend die Zwiebel fein würfeln und die Knoblauchzehe pressen.

2.Das Gemüse in eine Auflaufform geben und mit der Brühe übergießen und mehrere Zweige Thymian und Majoran legen.

3. Für 30 Minuten in dem auf 180 Grad vorgeheizten Ofen garen. Bei Bedarf noch etwas Flüssigkeit hinzufügen.

4. Im Anschluss die Steaks salzen und pfeffern. In einer Pfanne etwas Öl erhitzen. Darin als erstes Knoblauch und Zwiebeln anbraten. Nun die Steaks hinzufügen und auf den gewünschten Garpunkt anbraten

5. Alles auf vier Tellern anrichten und warm servieren.

3. Hähnchenschenkel mit buntem Gemüse

Zeit: 65 Minuten
Schwierigkeitsgrad: Leicht

Zutaten für 4 Personen:

4 Hähnchenschenkel
250 g Rosenkohl
250 g Blumenkohl
2 Rote Paprika
Rosmarin
Olivenöl
Meersalz
Frisch gemahlener Pfeffer

Zubereitung:

1. Die Haut der Hähnchenschenkel vorsichtig lockern und jeweils einen Stiel Rosmarin darunter schieben. Mit Salz und Pfeffer würzen. Auf eine Backblech legen und für 60 Minuten in dem auf 180 Grad vorgeheizten Ofen garen. Nach einer halben Stunde die Temperatur auf 170° reduzieren.

2. In der Zwischenzeit den Blumenkohl in Röschen zerteilen. Den Rosenkohl halbieren und die Paprika Würfeln.

3. Eine Pfanne mit etwas Öl erhitzen. Darin das Gemüse anbraten und mit Salz un Pfeffer. Nach etwa 10 Minuten ist das Gemüse gar.

4. Das Gemüse mit je einem Hähnchenschenkel auf Tellern verteilen und warm servieren.

4. Hähnchenspieße

Zeit: 20 Minuten
Schwierigkeitsgrad: Leicht

Zutaten für 4 Personen:

500 g Hähnchen Filets
2 rote Paprika
1 Zucchini
2 Möhren
Olivenöl
Meersalz
Frisch gemahlener Pfeffer

Zubereitung

1.Zuerst das Gemüse waschen und anschließend Würfeln bzw. in Scheiben schneiden. Anschließend die Hähnchenfilets in Würfel schneiden.

2. Auf vier Spieße das Fleisch und Gemüse abwechslend aufreihen, mit Salz und Pfeffer würzen.

3. In einer heißen Pfanne mit etwas Öl von allen Seiten anbraten und heiß Servieren.

4. Die Hähnchenspieße sind auch ideal für einen Grillabend.

5. Forelle

Zeit: 50 Minuten
Schwierigkeitsgrad: Leicht

Zutaten für 4 Personen:

4 Forellen
2 Zuchini
2 Auberginen
1 Limette
1 Bund frische Kräuter nach Wahl
Olivenöl
Meersalz
Frisch gemahlener Pfeffer

Zubereitung:

1. Die Auberginen und Zuchini in dünne Scheiben schneiden.

2. Beides auf einem Blech mit Backpapier verteilen. Mit Salz und Pfeffer würzen.

3. Nun den Bund Kräuter hacken und die Limetten in dünne Scheiben schneiden. Die Forellen öffnen und mit Salz und Pfeffer würzen und mit Limette und Kräutern füllen.

4. Die Forellen auf dem Gemüse verteilen und im auf 175 Grad vorgeheizten Ofen für 35 Minuten garen.

5. Auf vier Teller verteilen und warm servieren.

6. Garnelencurry

Zeit: 60 Minuten
Schwierigkeitsgrad: Leicht

Zutaten für 4 Personen:

400 g Garnelen
200 g Ananas
4 Möhren
2 Chicoree
2 rote Zwiebeln
Currypaste
800 ml selbstgekochter Fischfond
250 ml Kokosmilch
Olivenöl
Meersalz
Frisch gemahlener Pfeffer

Zubereitung

1. Das Gemüse waschen und schneiden. Die Ananas in würfeln.

2. Die Zwiebeln in feine Würfeln schneiden.

3. Etwas Öl in einen Topf geben und die Zwiebeln darin anbraten. Anschließend Ananas Chicoree und Möhren dazugeben und für 5 Minuten andünsten.

4. Mit dem Fischfond ablöschen und für etwa 10 Minuten bei mittlerer Hitze köcheln lassen.

5. Danach die Garnelen und Kokosmilch hinzufügen und für weitere 10 Minuten garen.

6. Etwa 2 EL Currypaste hinzufügen und mit Salz und frisch gemahlenem Pfeffer abschmecken. Warm servieren.

7. Gefüllte Kohlrabi

Zeit: 50 Minuten
Schwierigkeitsgrad: Leicht

Zutaten für 4 Personen:

4 Kohlrabi
300 g ungesalzene Pecannüsse
300 ml Kokosmilch
1 Ei
30 g Bärlauch
1 Bund Petersilie
Meersalz
Frisch gemahlener Pfeffer

Zubereitung

1. Die Pecannüsse und Kokosmilch mit einem Stabmixer zu einer festen Masse vermischen und für 15 Minuten in den Kühlschrank stellen.

2. Anschließend mit einem Ei, Bärlauch und Petersilie vermengen. Bei Bedarf noch mehr Flüssigkeit hinzufügen. Mit Salz und Pfeffer abschmecken.

3. Die Kohlrabis schälen, oberhalb aufschneiden und aushöhlen.

4. Die Füllung in die Kohlrabis geben, diese dann in eine Auflaufform stellen und bei 175 Grad für 30 Minuten im Ofen garen.

5. Auf vier Teller verteilen und noch warm servieren.

8. Kürbis Möhren Suppe

Zeit: 35 Minuten
Schwierigkeitsgrad: Leicht

Zutaten für 4 Personen:

1 kleiner Kürbis
500 g Möhren
1 Zwiebel
500 ml selbstgemachte Gemüsebrühe
200 ml Kokosmilch
Olivenöl
Meersalz
Frisch gemahlener Pfeffer

Zubereitung

1. Die Möhren schälen und in dünne Scheiben schneiden. Im Anschluss den Kürbis halbieren und das Fruchtfleisch in Würfel zerteilen.

2. Eine Zwiebel in feine Würfel schneiden.

3. In einem Topf mit etwas Öl zuerst die Zwiebelwürfel anbraten. Dann Kürbis und Möhre hinzufügen und für 5 Minuten mitandünsten.

4. Mit der Gemüsebrühe und Kokosmilch ablöschen und nach dem aufkochen für 20 Minuten bei mittlerer Hitze köcheln lassen. Die Suppe im Anschluss pürieren und mit Salz sowie frisch gemahlenem Pfeffer abschmecken.

5. Warm servieren.

9. Süßkartoffeln Blumenkohl Gratin

Zeit: 50 Minuten
Schwierigkeitsgrad: Leicht

Zutaten für 4 Personen:
1kg Süßkartoffeln
300 g Blumenkohl
200 ml Mandelmilch
400 ml Sahne aus Mandelmilch
1 Bund Petersilie
Himalayasalz
frisch gemahlener Pfeffer

Zubereitung

1. Die Süßkartoffeln schälen, halbieren und in dünne Scheiben schneiden. Den Blumenkohl in Röschen zerteilen.

2. Für die Sauce Mandelmilch und Mandelsahne mit der gehackten Petersilie sowie Salz und Pfeffer vermengen.

3. In einer Auflaufform die Süßkartoffeln und den Blumenkohl verteilen und mit der Sauce übergießen. Etwas umrühren damit die Sauce sich besser verteilen kann.

4. Für 30 Minuten in dem auf 200 Grad vorgeheizten Ofen garen.

5. Auf vier Portionen aufteilen und warm servieren.

10. Gefüllte Zuchini mit Lachs

Zeit: 25 Minuten
Schwierigkeitsgrad: Leicht

Zutaten für 4 Personen:

2 Zuchini
2 gekochte Eier
150 g Räucherlachs
1 rote Zwiebel
1 EL frisch gehackter Rosmarin
1 EL Limettensaft
Senf
Honig
Olivenöl
Meersalz
Frisch gemahlener Pfeffer

Zubereitung

1. Die Zuchini halbieren und mit einem Löffel aushöhlen. Das Innere der Zuchinis anschließend würfeln.

2. Die Eier aus der Schale lösen und ebenfalls würfeln. Danach die Zwiebel schälen, halbieren und in feine Würfel schneiden. Den Lachs würfeln und alle vorbereiteten Zutaten in einer Schüssel mischen.

3. Für das Dressing den Honig mit Senf und Olivenöl vermengen. Mit dem Limettensaft, Rosmarin sowie Salz und frisch gemahlenem Pfeffer abschmecken.

4. Das Dressing mit dem Salat vermengen. Gut umrühren. Den Salat in die Avocados füllen und zeitnah servieren.

Diese Rezepte zeigen, dass es keine Rolle spielt, ob man ein schnelles Essen für die Familie, einen Grillabend oder ein Essen mit Freunden plant, denn die Rezepte bei der Paleo Diät halten für jeden etwas bereit und können immer nach Wunsch und Anlass variiert werden.

10 schnelle Rezepte für Desserts bei der Paleo Diät

Ein gutes Essen sollte immer mit einem tollen Dessert abgerundet werden. Darauf muss auch in der Paleo Diät nicht verzichtet werden. Dabei wird auch hier auf raffinierten Zucker verzichtet, was jedoch dem guten Geschmack keinen Abbruch tut. Ebenso muss, wie die folgenden Rezepte zeigen, nicht viel Zeit aufgebracht werden, um im Rahmen der Paleo Diät ein leckeres Dessert zu zaubern.

1. Apfel Birnen Kompott

Zeit: 30 Minuten
Schwierigkeitsgrad: Leicht

Zutaten für 4 Personen:

6 Äpfel
4 Birnen
etwas Wasser
1 Vanilleschote
Honig

Zubereitung:

1. Das Mark aus der Vanilleschoten lösen.

2. Äpfel und Birnen schälen, das Kerngehäuse entfernen und grob Würfeln.

4. Alle Zutaten in einen Topf füllen und den Boden mit Wasser bedecken.

5. Nach den kurzen aufkochen bei mittlerer Hitze für mindestens 20 Minuten einköcheln lassen. Mit Honig abschmecken und noch warm servieren.

2. Gazpacho mit Früchten

Zeit: 15 Minuten
Schwierigkeitsgrad: Leicht

Zutaten für 4 Personen:

1 Wassermelone
1 Papaya
1 handvoll Minze
1 Limette
Honig

Zubereitung:

1. Die Wassermelone halbieren, das Fruchtfleisch mit einem

Löffel auslösen und durch ein Sieb pressen um Kerne zu filtern.

2. Die Papaya halbieren, die Fruchtfleisch entfernen und Würfeln.

3. Die Limette entsaften.

4. Alle Zutaten bis auf den Honig in einen Mixer geben und dort sehr fein zerkleinern.

5. Nach belieben mit Honig süßen und bis zu servieren im Kühlschrank aufbewahren.

3. Auberginen Feigen Kuchen

Zeit: 40 Minuten
Schwierigkeitsgrad: Leicht

Zutaten für 4 Personen:

1 Aubergine
250 g Kastanienmehl
150 ml Mandelmilch
75 g getrocknete Feigen
1 Vanilleschote
1 TL Backpulver
1 Prise Meeressalz

Zubereitung:

1. Die Aubergine mit einem Gemüsehobel fein zerkleinern.

2. Die Vanilleschote halbieren und das Mark herauslösen.

3. Die Feigen fein hacken.

4. Alle Zutaten in einer Schüssel zu einem Teig vermischen. In einer eingefetteten Backform glatt streichen.

5. Für 35 Minuten in dem auf 175 Grad vorgeheizten Ofen backen. Vor dem servieren abkühlen lassen.

4. Schoko Kirsch Muffins

Zeit: 40 Minuten
Schwierigkeitsgrad: Leicht

Zutaten für 4 Personen:

200 g Mandelmehl
100 g Kirschen
50 g Schokolade 90%
100 ml Mandelmilch
2 Eier
1 Vanilleschote
1 TL Backpulver
Ahornsirup

Zubereitung:

1. Die Vanilleschote halbieren und mit einem Messer das Mark auslösen.

2. Die Kirschen waschen und die Steine entfernen.

3. Die Schokolade fein raspeln.

4. Alle Zutaten bis auf die Schokolade und Kirschen vermengen. Die verbleibenden Zutaten mit einem Kochlöffel unterheben.

5. Auf Muffinformen verteilen und in dem auf 180 Grad vorgeheizten Ofen für 20 Minuten backen. Vor dem servieren etwas abkühlen lassen.

5. Walnuss Brownie

Zeit: 35 Minuten
Schwierigkeitsgrad: Leicht

Zutaten für 4 Personen:

200 g gemahlene Mandeln
150 gemahlene Walnüsse
50 g Kakaopulver (ohne Zuckerzusatz)
2 Eier
150 ml Mandelmilch
1 EL Backpulver
1 Prise Salz
Honig

Zubereitung:

1. Alle übrigen Zutaten in eine Schüssel füllen und dort zu einem Teig vermengen.

2. Den Teig auf eine Muffinform verteilen und in dem auf 175° vorgeheizten Ofen für 30 Minuten backen. Vor dem Verzehr etwas abkühlen lassen.

6. Pflaumen Rosinen Auflauf

Zeit: 45 Minuten
Schwierigkeitsgrad: Leicht

Zutaten für 4 Personen:

500 g Pflaumen
125 g Rosinen
50 g Mandelblättchen
400 ml Kokosmilch
1 Vanilleschote
1 Prise Zimt

Zubereitung:

1. Die Vanilleschote halbieren und mit einem Messer das Mark auslösen.

2. Die Pflaumen waschen, halbieren und die Kerne entfernen.

3. In einer Auflaufform alle Zutaten bis auf die Kokosmilch

vermengen.

5. Mit der Kokosmilch übergießen und für 25 Minuten in dem auf 180 Grad vorgeheizten Ofen garen. Noch warm servieren.

7. Schoko Bananen Pudding

Zeit: 20 Minuten
Schwierigkeitsgrad: Leicht

Zutaten für 4 Personen:

2 Bananen
300 ml Haselnussmilch
75 g gehackte Haselnüsse
50 g Kakaopulver ohne Zuckerzusatz

Zubereitung:

1. Die Bananen schälen und in Stücke schneiden.

2. Die Bananen mit der Haselnussmilch in einer Schüssel fein pürieren und anschließend mit dem Kakaopulver verrühren.

4. Mit dem gehackten Haseknüssen vermengen.

5. Auf vier Dessertgläser verteilen und bis zum servieren im Kühlschrank aufbewahren.

8. Matchajoghurt mit Heidelbeeren

Zeit: 10 Minuten
Schwierigkeitsgrad: Leicht

Zutaten für 4 Personen:

600 g Joghurt aus Mandelmilch
300 g Heidelbeeren
2 gehäufte EL Matchapulver

Zubereitung:

1. Die Heidelbeeren waschen und trocknen.

2. Den Joghurt mit dem Matchapulver vermengen bis dieser eine gleichmäßig grüne Farbe angenommen hat.

3. In vier Dessertgläsern abwechselnd Joghurt und Heidelbeeren schichten.

4. Bis zum servieren im Kühlschrank aufbewahren.

9. Melonen-Basilikum-Eis

Zeit: 20 Minuten + Zeit zum Gefrieren
Schwierigkeitsgrad: Leicht

Zutaten für 4 Personen:

1 Honigmelone
1 Bund Basilikum
250 ml cremige Kokosmilch
Ahornsirup

Zubereitung:

1. Die Honigmelone halbieren und das Fruchtfleisch mit einem Löffel auslösen.

2. Dieses mit dem Basilikum, der Kokosmilch sowie 4 EL Ahornsirup sehr fein pürieren.

3. In eine tiefkühlfeste Form füllen und gefrieren lassen.

4. Zwischendurch immer wieder umrühren damit das Eis eine cremige Konsistenz erhält.

10. Limettencreme

Zeit: 20 Minuten
Schwierigkeitsgrad: Leicht

Zutaten für 4 Personen:

3 Limetten
450 ml Kokosmilch
4 Blätter Gelantine
2 Eigelb
1 Vanilleschote

Zubereitung:

1. Die Gelatineblätter in etwas Wasser einlegen.

2. Die Limetten halbieren auspressen.

3. Das Vanillemark auskratzen.

4. Den Limettensaft, sie Kokosmilch und das Vanillemark in einen Topf geben und aufkochen.

5. Den Topf vom Herd nehmen und zuerst die Eigelb und dann die Gelatine unter Rühren auflösen.

6. Auf vier Schälchen verteilen und im Kühlschrank fest werden lassen.

Diese leckeren Rezepte zeigen, dass auch all diejenigen, die gerne Süßspeisen essen, bei der Paleo Diät auf nichts verzichten müssen. Denn ob Eis, Pudding oder Kuchen, alles kann nach den Regeln dieser Ernährungsform umgesetzt werden.

5 Rezepte für tolle Snacks in der Paleo Diät

Jeder kennt es, ob unterwegs oder zu Hause, ab und zu kommt ein wenig hunger auf, obwohl eine Mahlzeit gerade beendet wurde oder die nächste Mahlzeit noch einige Zeit entfernt ist. Hier ist ein kleiner Snack immer eine gute Möglichkeit, um dem Hunger schnell Einhalt zu gebieten. Dies ist auch bei der Paleo Diät erlaubt, sodass die folgenden 5 Snacks zu jeder Zeit gegessen werden können und leicht zu zubereiten sind.

1. Mohnschnitten

Zeit: 60 Minuten
Schwierigkeitsgrad: Leicht

Zutaten für 4 Personen:

100 g Mohn
100 g gehackte Walnüsse
75 g Kokosraspeln
75 g getrocknete Feigen
50 g Kokosfett
250 ml Kokosmilch
50 ml Honig
1 Ei
1 Vanilleschote

Zubereitung:

1. Zuerst wird das Mark aus der Vanilleschote gelöst. Im Anschluss die getrockneten Feigen fein hacken.

2. Nun die Kokosmilch erhitzen und das Kokosfett hineingeben, bis sich dieses aufgelöst hat.

3. Danach wird das Ei mit dem Vanillemark vermischt.

4. Das Gemisch aus Vanille und Ei wird nun mit allen übrigen Zutaten zu einer glatten Masse vermengt, ehe es auf einem

mit Backpapier ausgelegtem Blech verteilt wird. Das Blech in den auf 180 Grad vorgeheizten Ofen geben und dort für 25 Minuten ausbacken.

5. Nach dem Backen das Blech aus dem Ofen nehmen und abkühlen lassen. Erst wenn die Schnitten komplett ausgekühlt sind können diese auf die gewünschte Stückzahl geschnitten werden.

6. Mohnschnitten, die nicht sofort gegessen werden, halten sich bis zu 3 Tage in einer Frischebox im Kühlschrank.

2. Apfelchips

Zeit: 70 Minuten
Schwierigkeitsgrad: Leicht

Zutaten für 4 Personen:

4 Äpfel
Kokosöl

Zubereitung:

1. Die Äpfel schälen, dass Kerngehäuse ausstechen und die Äpfel in dünne Ringe schneiden.

2. Ein Backblech mit Backpapier auslegen und die Scheiben darauf auslegen.

3. Die Apfelscheiben mit dem Kokosöl bestreichen und für 65 Minuten in dem auf 140° vorgeheizten Ofen backen.

4. Die Apfelchips können nach dem abkühlen direkt gegessen werden, halten sich jedoch auch einige Tage, wenn Sie in

einer luftdichten Tüte gelagert werden.

3. Nussriegel

Zeit: 50 Minuten
Schwierigkeitsgrad: Leicht

Zutaten für 4 Personen:

125 g Honig
75 g gehackte Mandeln
75 g gehackte Walnüsse
75 g Cashews
75 g Sonnenblumenkerne
50 g getrocknete Cranberries
50 g getrocknete Feigen
30 g Kokosöl

Zubereitung:

1. Die getrockneten Cranberries und Feigen mit einem Messer fein hacken.

2. Mit dem Honig und Nüssen vermengen und anschließend auf einem mit Backpapier ausgelegtem Backblech verteilen.

3. Bei 175° im Ofen für 20 bis 25 Minuten backen.

4. Nach dem Abkühlen in Riegel schneiden.

4. Mandeljoghurt mit Blaubeeren

Zeit: 15 Minuten
Schwierigkeitsgrad: Leicht

Zutaten für 4 Personen:

700 g Joghurt aus Mandelmilch (ohne Zuckerzusatz)
250 g Blaubeeren
1 Vanilleschote
3 EL Honig

Zubereitung:

1. Zuerst wird das Mark aus der Vanilleschote gelöst.

2. Danach die Blaubeeren waschen und trocknen.

3. Blaubeeren, Vanille und Honig mit dem Jogurt mischen und für 30 Minuten im Kühlschrank kalt stellen.

5. Gebrannte Nüsse

Zeit: 20 Minuten
Schwierigkeitsgrad: leicht

Zutaten für 4 Personen

100 g Mandeln
100 g Cashews
100 g Walnüsse
150 ml Ahornsirup
3 TL Kokosöl
1 EL Zimt
1 Vanilleschote

Zubereitung:

1. Das Mark aus der Vanilleschote lösen

2. Die Nüsse auf ein Backblech legen und 10 Minuten bei 175 Grad rösten

3. Ahornsirup, Kokosöl, Vanille und Zimt in einem kleinen Topf verrühren und zum Kochen bringen.

4. Die Nüsse mit in den Topf geben und umrühren, bis alle Nüsse glasiert sind.

5. Danach alle Nüsse auf ein Backblech mit Backpapier geben, sodass sich diese nicht berühren und die Resthitze des Ofens nutzen, um die Glasur aushärten zu lassen.

All diese Snacks halten sich einige Tage, wenn Sie richtig gelagert werden und sind außerdem ideal für unterwegs oder als Ersatz für Süßigkeiten, sodass es gerade auch Kinder leichter haben, sich an die Umstellung zu gewöhnen, wenn die ganze Familie nach den Regeln der Paleo Diät leben will.

Kontakt: Anthony Filipiak, Christinenstr. 14, 40880 Ratingen
Covergestaltung: Autor Richards Coverfoto: shutterstock.com

37745554R00033

Printed in Poland
by Amazon Fulfillment
Poland Sp. z o.o., Wrocław